BEI GRIN MACHT SICH IHR WISSEN BEZAHLT

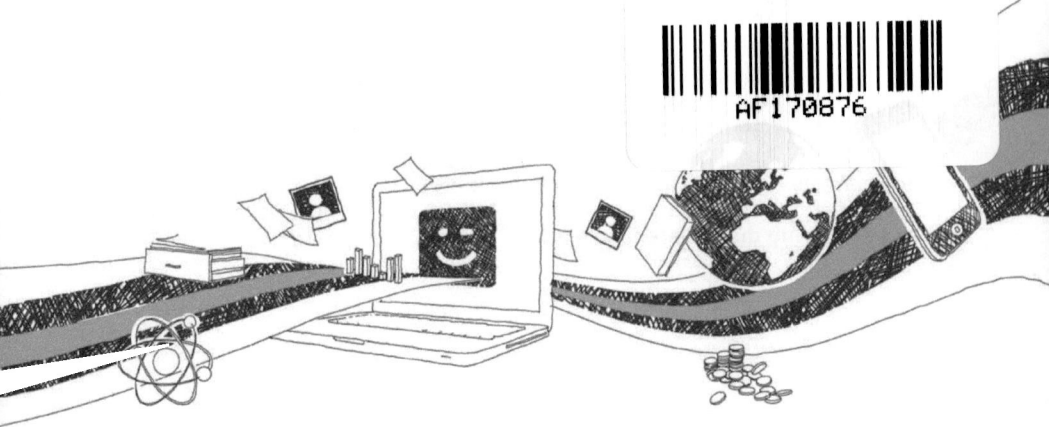

- Wir veröffentlichen Ihre Hausarbeit, Bachelor- und Masterarbeit

- Ihr eigenes eBook und Buch - weltweit in allen wichtigen Shops

- Verdienen Sie an jedem Verkauf

Jetzt bei www.GRIN.com hochladen und kostenlos publizieren

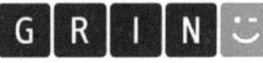

Bibliografische Information der Deutschen Nationalbibliothek:

Die Deutsche Bibliothek verzeichnet diese Publikation in der Deutschen Nationalbibliografie; detaillierte bibliografische Daten sind im Internet über http://dnb.d-nb.de/ abrufbar.

Dieses Werk sowie alle darin enthaltenen einzelnen Beiträge und Abbildungen sind urheberrechtlich geschützt. Jede Verwertung, die nicht ausdrücklich vom Urheberrechtsschutz zugelassen ist, bedarf der vorherigen Zustimmung des Verlages. Das gilt insbesondere für Vervielfältigungen, Bearbeitungen, Übersetzungen, Mikroverfilmungen, Auswertungen durch Datenbanken und für die Einspeicherung und Verarbeitung in elektronische Systeme. Alle Rechte, auch die des auszugsweisen Nachdrucks, der fotomechanischen Wiedergabe (einschließlich Mikrokopie) sowie der Auswertung durch Datenbanken oder ähnliche Einrichtungen, vorbehalten.

Impressum:

Copyright © 2019 GRIN Verlag
Druck und Bindung: Books on Demand GmbH, Norderstedt Germany
ISBN: 9783668998247

Dieses Buch bei GRIN:

https://www.grin.com/document/493989

Ivo Winterstein

Human Factors im Rettungsdienst. Maßnahmen zur Verbesserung der Patientensicherheit

GRIN Verlag

GRIN - Your knowledge has value

Der GRIN Verlag publiziert seit 1998 wissenschaftliche Arbeiten von Studenten, Hochschullehrern und anderen Akademikern als eBook und gedrucktes Buch. Die Verlagswebsite www.grin.com ist die ideale Plattform zur Veröffentlichung von Hausarbeiten, Abschlussarbeiten, wissenschaftlichen Aufsätzen, Dissertationen und Fachbüchern.

Besuchen Sie uns im Internet:

http://www.grin.com/

http://www.facebook.com/grincom

http://www.twitter.com/grin_com

Akkon Hochschule für Humanwissenschaften Berlin

Studiengang: Pädagogik im Gesundheitswesen

Modul: Wissenschaftliches Arbeiten

Semester: WS 2018/2019

Human Factors im Rettungsdienst -

Maßnahmen zur Verbesserung der Patientensicherheit

Ivo Winterstein

Inhaltsverzeichnis

Abkürzungsverzeichnis IV

Abbildungsverzeichnis V

1 Einleitung 1

2 Theoretischer Hintergrund 2

    2.1 Notfallmedizin 2

    2.2 Berufsfeld Rettungsdienst 2

    2.3 High Responsibility Team 4

    2.4 Patientensicherheit 5

    2.5 Human Factors – Faktor Mensch 6

    2.6 Fehlertheorie nach Reason 7

3 Methodik 10

4 Maßnahmen zur Verbesserung der Patientensicherheit 11

    4.1 Crisis Resource Management – CRM 11

    4.2 Simulationstraining 13

    4.3 Checklisten 14

    4.4 Critical incident reporting system - CIRS 15

5 Diskussion 17

    5.1 Gegenüberstellung der Maßnahmen 17

    5.2 Grundsätze für die Effektivität der Maßnahmen 21

    5.3 Auffälligkeiten der Literaturarbeit und neue Forschungsfragen 21

6 Fazit 23

Literaturverzeichnis VIII

Abkürzungsverzeichnis

NEF   Notarzteinsatzfahrzeug

RTH   Rettungstransporthubschrauber

HRT   High Responsibility Team

Abbildungsverzeichnis

Abbildung 1: Unterteilung der "Unsicheren Handlung" (eigene Darstellung in Anlehnung an Rohe et al., 2005, S.16) 8

Abbildung 2: Flugbahn der Zwischenfallentstehung (Reason, 1994 modifiziert nach Rall et al., 2002) 9

Abbildung 3: CRM - Molekül (eigene Darstellung in Anlehnung an Rall & Lackner, 2010, S. 353) 12

Abbildung 4: Die modifizierten 15 CRM-Leitsätze nach Rall (Rall et al., 2013, S. 151) 12

Abbildung 5: "10-Sekunden-für-10-Minuten-Prinzip" (Rall et al., 2013, S.156) 13

1 Einleitung

Deutschlandweit arbeiten 63000 Frauen und Männer im Rettungsdienst (destatis, 2017). Ihr Arbeitsplatz ist ein Hochrisikoarbeitsplatz. Er ist geprägt von nicht planbaren Ereignissen, unvorhersehbaren Gefahrensituationen und Zeitdruck. (Zimmer et al., 2014) Zum Teil müssen unter schwierigen Bedingungen, z.b.: fehlende Patienteninformationen, beengte Raumverhältnisse, schlechtes Wetter, Sprachbarrieren, etc. maximale Therapieentscheidungen getroffen und durchgeführt werden (Rall, Dieckmann, & Stricke, 2007). Im Rahmen der Behandlung von Notfallpatienten kommt es somit immer wieder zu Zwischenfällen und Komplikationen. Diese so genannten „Fehler in der Medizin" gehören zu den zehn häufigsten Todesursachen von Patienten. (Rall & Oberfrank, 2013)

70% der entstandenen Zwischenfälle sind auf die Human Factors zurückzuführen und nicht auf mangelndes Fachwissen. Ein hierbei festgestelltes Problem ist, dass häufig nach einem Schuldigen für das Versagen anstatt nach Ursachen für das Entstehen des Fehlers gesucht wird. (Rall et al., 2007)

Im Gegensatz zur Medizin existieren in anderen Hochrisikobereichen, wie beispielsweise der Luftfahrt, Chemieindustrie oder auch Kernkraftwerken bereits seit langem ausgeprägte Sicherheitskulturen. Es werden Team- und Simulationstrainings von kritischen Abläufen durchgeführt und es gibt klar strukturierte auf Sicherheit optimierte Prozesse.

Diese Hausarbeit bildet Maßnahmen zur Verbesserung der Patientensicherheit im Rettungsdienst auf Grundlage einer Literaturarbeit ab. Sie ist in drei Abschnitte gegliedert. Im ersten Abschnitt werden relevante Hintergründe zur Thematik skizziert. Die Beschreibung der möglichen Maßnahmen sind im darauffolgenden Abschnitt dargestellt. In der Diskussion werden die Maßnahmen gegenübergestellt und weitere Problemstellungen sowie Forschungsfragen abgeleitet.

2 Theoretischer Hintergrund

2.1 Notfallmedizin

Ziegenfuß (2017) definiert Notfallmedizin als „[...] medizinische Versorgung von Patienten mit schweren Erkrankungen oder Verletzungen so schnell wie möglich nach dem Notfallereignis" (S. 2).

Aus dieser Definition lässt sich ableiten, dass notfallmedizinische Maßnahmen einzuleiten sind bei bestehenden oder zu erwartenden Störungen der Vitalfunktionen (Bewusstsein, Atmung und Kreislauf). Des Weiteren findet sie Anwendung bei akuten, schweren Schädigungen des Körpers oder der Organsysteme durch Verletzungen oder Erkrankung sowie Schmerz- und Erregungszuständen. Notfallmedizin hat als primäres Ziel, die lebenswichtigen Vitalfunktionen zu sichern und zu stabilisieren. Die Gefahr für Leib und Leben soll abgewehrt, Schmerzen und Symptome gelindert und weitere Schäden verhindert werden (Ziegenfuß, 2017).

2.2 Berufsfeld Rettungsdienst

Notärzte und nicht-ärztliches Rettungsfachpersonal sind die Akteure des Rettungsdienstes (Ziegenfuß, 2017).

Notärzte müssen eine bestimmte Qualifikation aufweisen um im Rettungsdienst tätig zu sein. Ihre Ausbildung ist in den Rettungsdienstgesetzen der Länder (RDG) geregelt und bundesweit nicht einheitlich. Zumeist fordern diese entweder den „Fachkundenachweis Rettungsdienst" oder die „Zusatzweiterbildung Notfallmedizin" (Bundesärztekammer, o.J.; Ziegenfuß, 2017).

Zur Erlangung des „Fachkundenachweis Rettungsdienst" muss eine Vielzahl von Voraussetzungen erfüllt werden. Es ist eine mindestens 18-monatige klinische Tätigkeit, wovon drei Monate auf einer Intensivstation absolviert werden müssen, gefordert. Des Weiteren ist die Absolvierung eines 80h Notfallkurses und der Nachweis über spezielle notfallmedizinische Kenntnisse (bspw. endotracheale Intubation, Venenpunktion, ...) sowie zehn lebensrettende Einsätze unter Anleitung eines erfahrenen Notarztes erforderlich (Ziegenfuß, 2017).

Die Zusatzweiterbildung Notfallmedizin geht über die Anforderungen des Fachkundenachweis Rettungsdienst hinaus. Laut Ziegenfuß (2017), erfordert sie eine mindestens 24-monatige Weiterbildung im stationären Bereich, sechs Monate Weiterbildung auf einer Intensivstation, in der Anästhesie oder Rettungsstelle durch einen weiterbildungsberechtigten Arzt. Zudem ist ein Kurs mit einer Dauer von 80h zu allgemeinen und speziellen Notfallmaßnahmen und die Teilnahme an 50 Einsätzen auf einem NEF oder RTH unter Anleitung eines Notarztes erforderlich (Ziegenfuß, 2017).

Das nichtärztliche Rettungsfachpersonal ist die größte Berufsgruppe im Rettungsdienst (Ziegenfuß, 2017).

Die (Berufs-)Qualifikationen dieser Gruppe werden nachfolgend beschrieben.

Notfallsanitäter:

Sie tragen die Hauptverantwortung im Rettungsdiensteinsatz. Ihre Ausbildung ist die höchste nicht-ärztliche Qualifikation im deutschen Rettungsdienst. Der Beruf des Notfallsanitäters ist ein Heilberuf. Er soll eine fach- und bedarfsgerechte Versorgung der Bevölkerung sicherstellen. Die theoretische und praktische Ausbildung dauert in Vollzeitform drei Jahre. Die gesetzliche Grundlage hierfür ist das 2014 in Kraft getretene Notfallsanitätergesetz (NotSanG). Im §4 NotSanG ist das Ausbildungsziel festgeschrieben. Nach erfolgreich abgeschlossener Ausbildung ist der Notfallsanitäter unter anderem dazu befähigt heilkundliche Maßnahmen eigenständig durchzuführen. Diese sind im Vorfeld durch den Ärztlichen Leiter Rettungsdienst freigegeben. (Pluntke, 2017)

Rettungsassistent:

Der Beruf des Rettungsassistenten wurde mit in Kraft treten des NotSanG abgelöst. Bis dahin war dies die höchste nicht-ärztliche Qualifikation im Rettungsdienst. Die Berufsausbildung dauerte zwei Jahre. (Ziegenfuß, 2017) Ihm sind im Rahmen der Notkompetenz die Intubation ohne Relaxantien, die periphere Venenpunktion, die Frühdefibrillation sowie die Applikation ausgewählter Medikamente und kristalloider Infusionslösungen gestattet. (BAEK, 1992)

Rettungssanitäter:

Der Rettungssanitäter ist eine Qualifikation und kein Berufsabschluss. Durch den Bundes-Länder-Ausschuss „Rettungswesen" existiert hierfür seit 1977 ein einheitlich geregeltes 520 Stunden Ausbildungsprogramm. Dieses hat den Charakter einer Empfehlung und ist keine Verordnung oder Gesetz. Die Ausbildung umfasst 160h Theorie und Praxis Ausbildung, sowie je 160h Krankenhaus- und Rettungswachen-Praktikum. Im Anschluss findet ein Abschlusslehrgang mit Prüfung statt. Rettungssanitäter üben dennoch eine vollwertige Berufstätigkeit aus. Im qualifizierten Krankentransport dürfen sie eigenverantwortlich als „Transportführer" eingesetzt werden. (Pluntke, 2017)

Rettungshelfer:

Die niedrigste im Rettungsdienst anzutreffende Qualifikation. Sie ist eine über den Sanitätsdienst hinausgehende Ausbildung. Rettungshelfer sind nicht dazu befähigt, allein Notfallpatienten zu überwachen. Die Ausbildungszeit umfasst insgesamt 320h. Die Hilfsorganisationen haben sich hier auf ein Ausbildungskonzept geeinigt. Zumeist umfasst diese 160h theoretisch-praktische Ausbildung sowie je 80h Rettungswachen- und Krankenhauspraktikum. Diese Qualifikation ist kein Berufsabschluss. Die jeweiligen Gesetze der Bundesländer können einen begleitenden Einsatz im Regelrettungsdienst vorsehen. (Pluntke, 2017)

2.3 High Responsibility Team

Hagemann (2016) beschreibt ein High Responsibilty Team (HRT) als Team, dass „[...] mit [seinem] Handeln und dessen Konsequenzen große Verantwortung für das Leben und die Gesundheit von Menschen sowie den Schutz der Umwelt" trägt.

Das Team des Rettungsdienstes ist durch vorbeschriebene Merkmale gekennzeichnet und somit ebenfalls ein HRT. Weitere HRTs finden sich bei der Bundespolizei, der Polizei, bei den Feuerwehren, im medizinischen Bereich und in der Atomindustrie. Teammitglieder von HRTs müssen auf einem sehr hohen Zuverlässigkeitslevel arbeiten, da ihre Fehler nicht korrigierbar sind und schwerwiegende Folgen für Mensch und Umwelt resultieren können. (Hagemann, 2016)

An einem Beispiel veranschaulicht Hagemann (2016), welche Konsequenzen eine „falsche Medikamentengabe" durch ein HRT im Vergleich zu einem klassischen Team hat. Kommt es zu dem genannten Fehler, sind körperliche und psychische Schäden an einem Dritten (Patient) die Folge. Dieser Fehler wirkt sich auf das gesamte Team aus. HRTs können in hochkomplexen und belastenden Situationen, in welchen sie Verantwortung für Andere tragen, keinen Schritt zurückgehen. Sie haben nicht die Möglichkeit, die Situation zu unterbrechen oder ihren Fehler rückgängig zu machen. HRTs müssen die Situation bis zum Ende bewältigen. Das Ende kann erfolgreich (Patient überlebt bzw. erholt sich) oder negativ (Patient verstirbt) sein. Falls der Patient verstirbt, so unterliegt das HRT dem Druck der Öffentlichkeit. Ein weiterer markanter Unterschied zu einem klassischen Team ist, dass sich ein HRT häufig erst „ad hoc" am Notfallort kennenlernt und sofort einsatzbereit sein muss. Es bleibt keine Zeit bestimmte Rollenverteilungen in Ruhe zu besprechen. Jedes Teammitglied muss schnell in dynamische Situationen eingreifen können und teamfähig sein. (Hagemann, 2016)

Ein klassisches Team hingegen ist häufig in der Lage seine Ergebnisse rückgängig zu machen. Es trägt keine Verantwortung für das Leben anderer und hat die Möglichkeit Arbeitsunterbrechungen in Form von Pausen durchzuführen. (Hagemann, 2016)

2.4 Patientensicherheit

Nachdem im Jahr 1999 der Report *To Err Is Human* („Irren ist menschlich") vom *Institute of Medicine* (USA) veröffentlicht wurde, begann die Diskussion zum Thema Patientensicherheit. Sechs Jahre später wurde in Deutschland das „Aktionsbündnis Patientensicherheit" (APS) gegründet. (Schrappe, 2018) Seitdem verfolgt das APS das Ziel, „Methoden zur Verbesserung der Patientensicherheit zu erforschen, zu entwickeln und zu verbreiten sowie zum Aufbau des Risikomanagements in der Gesundheitsversorgung beizutragen" (APS, 2018, S. XVII).

Patientensicherheit hat nach Schrappe (2018) die „anmutende[...] normative[...] Forderung *primum nil nocere*" (S. XXIV). Dies bedeutet „nicht zu schaden" und ist die oberste Priorität in Bezug auf das Werte-basierte Verständnis für Patientensicherheit. (Schrappe, 2018)

Ergänzt wird diese oberste Priorität in der vollständigen Fassung mit *„secundum cavere, tertium sanare"*, was übersetzt *„in zweiter Linie Vorsicht walten lassen, drittens heilen"* (Schrappe, 2018, S.117) bedeutet.

Schrappe (2018) definiert den komplexen Begriff der Patientensicherheit wie folgt:

Patientensicherheit ist das aus der Perspektive der Patienten bestimmte Maß, in dem handelnde Personen, Berufsgruppen, Teams, Organisationen, Verbände und das Gesundheitssystem

1. einen Zustand aufweisen, in dem Unerwünschte Ereignisse selten auftreten, Sicherheitsverhalten gefördert wird und Risiken beherrscht werden,
2. über die Eigenschaft verfügen, Sicherheit als erstrebenswertes Ziel zu erkennen und realistische Optionen zur Verbesserung umzusetzen, und
3. ihre Innovationskompetenz in den Dienst der Verwirklichung von Sicherheit zu stellen in der Lage sind. (S. 211)

2.5 Human Factors – Faktor Mensch

Unter dem Begriff Human Factors oder Faktor Mensch versteht man verschiedenste Fähigkeiten und Eigenschaften, welche die Sicherheit und Leistungsfähigkeit von Menschen in schwierigen und komplexen Situationen beeinflussen. Human Factors sind Bestandteil in jedem Teamgespräch, jeder Entscheidung oder Kommunikation. Sie sind entscheidend für die Zuverlässigkeit von Entscheidungen und Aktionen. In anderen Bereichen werden sie auch als „non-technical skills" bezeichnet. Hieraus resultiert ihre Allgemeingültigkeit unabhängig von der Medizin. (Rall, Koppenberg, Hellmann, & Henninger, 2013)

Der Einfluss von Human Factors ist mannigfaltig. Er erstreckt sich von den menschlichen Faktoren im engeren Sinne, wie Wachheit, Müdigkeit, Alter, Krankheit, Situations-aufmerksamkeit oder Sehvermögen über die Teamarbeit und deren Führungs- und Kommunikationskompetenzen sowie den Aspekten der Sicherheitskultur (gemeinsame Werte und Ziele) bis hin zu den individuellen Aspekten der Entscheidungsfindung und des Multitaskings. (Rall et al., 2013)

In 70-80% der Fälle sind Human Factors die Ursache für Fehler in der Medizin (Rall et al., 2013).

2.6 Fehlertheorie nach Reason

James Reason, englischer Psychologe, entwickelte in den 90er Jahren die „Fehlertheorie". Diese Theorie wurde ursprünglich für die Luftfahrt, Großschifffahrt oder auch Kernenergie entwickelt. Seit mehreren Jahren wird sie im medizinischen Bereich angewendet. (Rohe, Beyer, & Gerlach, 2005)

Reason verwendet in seiner Fehlertheorie zentrale Begriffe, welche nachfolgend erläutert werden.

Aktives und latentes menschliches Versagen *(active and latent human failures)*:

„**Aktives Versagen** sind unsichere Handlungen (Fehler und Verstöße), die von jenem am „scharfen Ende" des Systems begangen werden ([Rettungsdienstpersonal], […]). Es sind die Menschen an der Schnittstelle Mensch/System, deren Handlungen unmittelbare Auswirkungen haben können bzw. haben." (Reason, 1995, zitiert nach Rohe et al., 2005, S.14)

„**Latentes Versagen** entsteht durch Entscheidungen, die auf den höheren Stufen einer Organisation gefällt werden. Ihre schädigenden Auswirkungen zeigen sich möglicherweise lange nicht, und sie werden erst dann offensichtlich, wenn sie mit lokalen auslösenden Faktoren (…) zusammentreffen und die Sicherheitsbarrieren des Systems durchbrechen." (Reason, 1995, zitiert nach Rohe et al., 2005, S.14)

Unter einem Fehler *(errors)* ist zu verstehen, dass eine geplante Handlung das erwünschte Ziel nicht erreicht. Der Fehler ist Bestandteil einer unsicheren Handlung *(unsafe acts)* und kann mehrere Ursachen haben. Zum einen können es Irrtümer *(mistakes)* sein. Das Ziel kann mit dem zugrunde liegenden Plan nicht erreicht werden, da dieser ungeeignet ist. Es liegt ein „regel-basierter oder ein wissens-basierter Irrtum" (Rohe et al., 2005, S. 15) vor. Zum anderen können Ausrutscher *(slips)*, also Aufmerksamkeitsprobleme oder Aussetzer *(lapses)*, also Gedächtnisprobleme die

Ursache sein. Die Durchführung der Handlung erfolgt nicht wie geplant. (Rohe et al., 2005)

Des Weiteren sind Zuwiderhandlungen *(violations)* bezüglich einer Verfahrensanweisung eine mögliche Ursache. Das eventuell schlechte Ergebnis ist unbeabsichtigt, die Handlung jedoch ist beabsichtigt. Man unterscheidet optimierende, notwendige/situationsbedingte und routinemäßige Zuwiderhandlungen (Abb. 1). (Rohe et al., 2005)

Zwischenfälle (unsichere Handlungen) treten nicht plötzlich auf, sondern haben sich häufig im Verlauf der Situation entwickelt (Rall, Schaedle, Zieger, Naef, & Weinlich, 2002).

Reason veranschaulicht die Entstehung von Zwischenfällen anhand einer „Flugbahn" (Abb. 2). Diese Flugbahn hat als Ursprung einen latenten Fehler. Dieser entwickelt sich entlang der Flugbahn, durch verschiedene Schutzbarrieren hindurch, zu einer Zwischenfallmöglichkeit. Passen alle „Löcher" aufeinander, so kommt es zum Zwischenfall. Dieser Prozess ist dynamisch. Löcher in den Schutzbarrieren öffnen und schließen sich. Schutzbarrieren kommen und gehen wieder. (Rall et al., 2002)

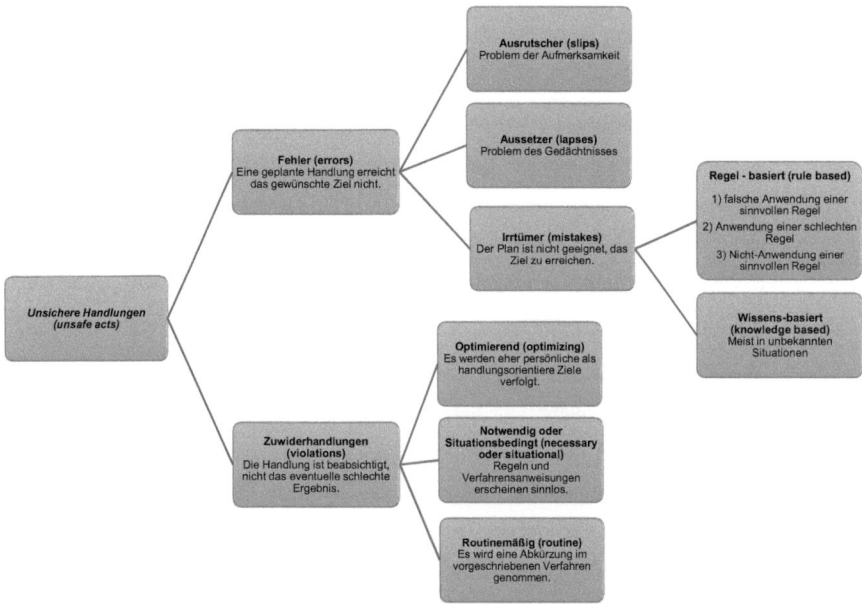

Abbildung 1: Unterteilung der "Unsicheren Handlung" (eigene Darstellung in Anlehnung an Rohe et al., 2005, S.16)

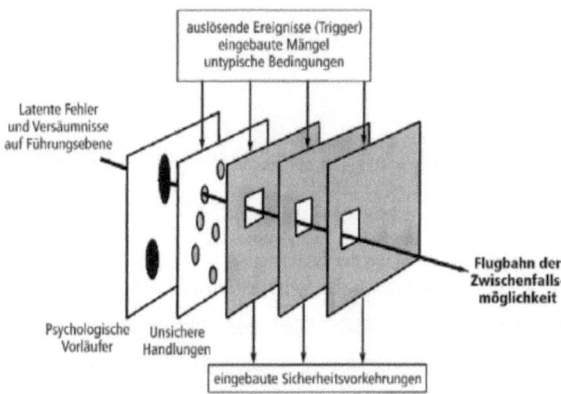

Abbildung 2: Flugbahn der Zwischenfallentstehung (Reason, 1994 modifiziert nach Rall et al., 2002)

3 Methodik

Die Forschungsfrage „Wie kann man Fehler, welche durch Human Factors begründet sind, minimieren und so die Patientensicherheit verbessern?" wird mit einer Literaturarbeit beantwortet.

Hierzu wurde eine systematische Literaturrecherche durchgeführt. Bei dieser Literaturrecherche wurden die Datenbanken EBSCO Discovery, Google Scholar sowie der OPAC der Alice Salomon Hochschule Berlin und der Katalog der VÖBB verwendet.

Es wurde die Stichwortsuche mit folgenden Wörtern durchgeführt: Human Factors, Patientensicherheit, Faktor Mensch, patient safety, Simulation, CRM und crisis resource management, Rettungsdienst. Es wurde der Boolesche Operator „AND" verwendet um die Suche zu spezifizieren.

Des Weiteren wurde die Hochschulbibliothek der Alice Salomon Hochschule Berlin sowie die Zentrale Landesbibliothek Berlin zur Literaturrecherche herangezogen.

4 Maßnahmen zur Verbesserung der Patientensicherheit

4.1 Crisis Resource Management – CRM

Das Crisis Resource Management wird auch als Zwischenfallmanagement bezeichnet. (Rall et al., 2013). Dem CRM – Konzept liegt das Erkennen von Einflüssen und Vermeiden von „human errors" zugrunde. Hierfür bedient es sich verschiedener Techniken und Verfahren. Durch Anwendung verschiedener Verhaltensprinzipien werden kritische Situationen steuerbar und können mit höherer Sicherheit bewältigt werden. (Rall & Lackner, 2010)

Das CRM – Konzept sieht vor, dass man seine Arbeitsumgebung kennen soll und somit vorbereitet ist um antizipieren zu können. Es soll jede zur Verfügung stehende Information genutzt und ggf. frühzeitig Unterstützung angefordert werden. Es fordert eine klare „team-leadership" und „team-member" Verteilung. Es existiert eine Führungsposition, welche die Verantwortung übernimmt. Die Aufgabenverteilung an die anderen Teammitglieder erfolgt unter Berücksichtigung ihrer jeweiligen Kompetenzen und Qualifikation. Vorhandene Ressourcen werden so optimal genutzt. Konstruktiv-kritisches Mithelfen ist erwünscht um Fehler zu vermeiden. Es erfolgt eine Fokussierung auf die wesentlichen Probleme. Durch erhöhte Aufmerksamkeit wird ein Situationsbewusstsein entwickelt und Probleme minimiert. Dies bedeutet, mögliche Gefahren zu überblicken, eigene Grenzen (Stress, Erschöpfung) zu erkennen sowie die Aufmerksamkeit dynamisch und situationsangepasst zu lenken. Die Kommunikation soll optimiert werden (Teammitglieder mit Namen ansprechen, ruhige und deutliche Aussprache, direkter Augenkontakt, Störungen offen ansprechen, ...) und Prioritäten durch Re-Evaluation neu gesetzt werden. (Rall et al., 2013)

Kommunikation wird beim CRM als wichtigstes Bindeglied zwischen den verschiedenen Komponenten der „Human Factors" in komplexem Situationen verstanden. Das CRM – Molekül in Abbildung 3 beschreibt, dass jedes Atom notwendig ist, um eine suffiziente Kommunikation zu ermöglichen. Andernfalls würde alles in sein Einzelelemente zerfallen. (Rall & Lackner, 2010)

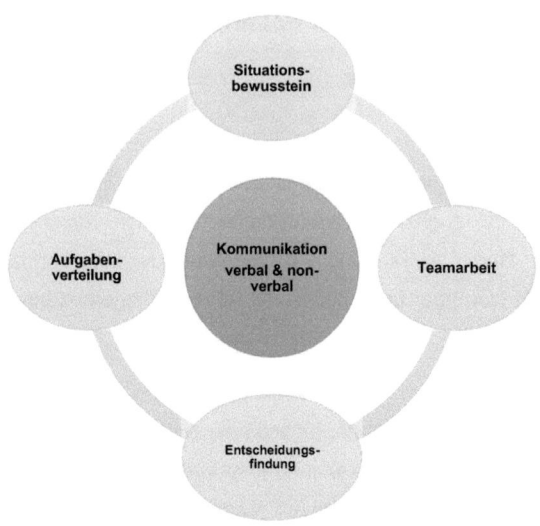

Abbildung 3: CRM - Molekül (eigene Darstellung in Anlehnung an Rall & Lackner, 2010, S. 353)

Die in Abbildung 3 dargestellten 15 CRM-Leitsätze spiegeln vorbeschriebenes Konzept in übersichtlicher Kurzform wieder.

1	Kenne Deine Arbeitsumgebung.
2	Antizipiere und plane voraus.
3	Hilfe anfordern, lieber früher als spät.
4	Übernimm die Führungsrolle oder sei ein gutes Teammitglied mit Beharrlichkeit.
5	Verteile die Arbeitsbelastung.
6	Mobilisiere alle verfügbaren Ressourcen (Personen und Technik).
7	Kommuniziere sicher und effektiv – sag, was Dich bewegt.
8	Beachte und verwende alle vorhandenen Informationen.
9	Verhindere und erkenne Fixierungsfehler.
10	Habe Zweifel und überprüfe („double check", nie etwas annehmen).
11	Verwende Merkhilfen und schlage nach.
12	Re-evaluiere die Situation immer wieder.
13	Achte auf gute Teamarbeit – andere unterstützen und koordinieren.
14	Lenke Deine Aufmerksamkeit bewusst.
15	Setze Prioritäten dynamisch.

Abbildung 4: Die modifizierten 15 CRM-Leitsätze nach Rall (Rall et al., 2013, S. 151)

Erweitert wird das CRM – Konzept durch ein weiteres Element, dem „10-Sekunden-für-10-Minuten-Prinzip (Abb. 1). Ziel ist es, beim Auftreten von Problemen oder einer neuen Diagnose, die aktuelle Tätigkeit kurz zu unterbrechen um Informationen zusammenzutragen, weitere Vorschläge zu sammeln oder Bedenken zu äußern. Wichtig ist hierbei, dass alle Teammitglieder zuhören. (Rall et al., 2013)

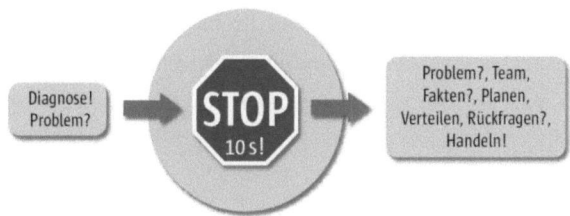

Abbildung 5: "10-Sekunden-für-10-Minuten-Prinzip" (Rall et al., 2013, S.156)

4.2 Simulationstraining

Simulationstrainings mit Fokus auf CRM haben ein anderes Konzept als traditionelle „Reanimationstrainings" (Rall, Koppenberg, & Henninger, 2013). Sie nutzen fundierte Ansätze der Erwachsenenbildung. Die Teilnehmer werden zur Selbstreflektion angeregt um tiefgehende Lernprozesse zu erreichen. (Regener & Hackstein, 2016) Der Kern einer Simulation ist das Debriefing im Team. Dieses findet im Anschluss an das Training durch speziell geschulte Instruktoren statt. (Rall et al., 2013; Regener & Hackstein, 2016)

Unter dem Begriff der Simulation wird die künstliche Nachbildung der realen Arbeitswelt unter Einbeziehung relevanter Aspekte verstanden. Es ermöglicht ein risikofreies trainieren von definierten Situationen um den Mitarbeiter mit diesen vertraut zu machen und die Herausforderungen der komplexen Arbeitswelt der Notfallmedizin abzubilden. (Regener & Hackstein, 2016)

Mit Simulationstrainings können unterschiedliche Ziele verfolgt werden. Es kann zum einen Ziel sein, Rettungsdienstpersonal zu trainieren und zu schulen oder zum anderen Prozess- und Strukturlücken oder Fehler aufzeigen und minimieren. (Regener & Hackstein, 2016)

Ein Simulationsszenario besteht aus mehreren Elementen, welche vom Teilnehmer vom Anfang bis zum Ende durchlaufen werden. Es besteht grundlegend aus drei Phasen: Instruktion, Aktion und Reflexion (Integration). Der Teilnehmer bringt sein (Fach-)Wissen, seine Handlungsfähigkeiten sowie Erwartungen in das Simulationsszenario ein. Im Rahmen der Instruktion wird der Teilnehmer in die Theorie und den Simulator eingeführt. In der Aktionsphase durchläuft der Teilnehmer das definierte Szenario um dann in der Reflexionsphase die Nachbesprechung (Debriefing) mit dem Instruktor zur Rekonstruktion des Szenarios, Evaluation der Maßnahmen und Fehlerbesprechung zu durchlaufen. Der Teilnehmer verlässt das Simulationstraining mit neuem Wissen und Anregungen für den Arbeitsalltag. (Regener & Hackstein, 2016)

4.3 Checklisten

Man unterscheidet vier Arten von Checklisten. Sie werden zum einen unterteilt nach der Anzahl der Mitarbeiter, welche am Prozess beteiligt sind und zum anderen nach der korrekten Durchführung der geforderten Handlung anhand eines Kontrollmechanismus. (Waeschle, Bauer, & Schmidt, 2015)

Checklistentypen mit Kurzbeschreibung ihres Anwendungsgebietes und Funktionsweise nach Waeschle et al. (2015):

Statisch, parallele Checkliste:

> Dieser Typ ist für eine Person konzipiert und besteht aus einer Reihe von Aufgaben.
> Ein Beispiel hierfür wäre die Checkliste für einen Beatmungsgerätecheck.

Statisch, sequenzielle Checkliste mit Verifizierung:

> Konzipiert für zwei Personen. Eine Person liest die zu erfüllenden Aufgaben oder zu kontrollierenden Werte vor und die andere Person validiert die erfolgreiche Umsetzung der Aufgabe bzw. gibt, ob die zu prüfenden Werte im Normbereich sind. (Waeschle et al., 2015)

Statische, sequenzielle Checkliste mit Verifizierung und Bestätigung:

Entwickelt für größere Teams. Der Teamleader liest die einzelnen Punkte der Checkliste vor und lässt sich von dem für die Aufgabe zuständigen Teammitglied die Durchführung/ Korrektheit bestätigen. Sie kann beispielsweise bei einem Team-time-out Anwendung finden. (Waeschle et al., 2015)

Dynamische Checklisten:

Dieser Checklistentyp kennzeichnet sich durch sogenannte Flowcharts, welche das Team durch umfangreiche Entscheidungsprozesse leitet. Bei den abzuarbeitenden einzelnen Punkten gibt es mehrere Handlungsoptionen, welche angepasst auf die jeweilige Situation angewendet werden. Ein Beispiel hierfür ist eine Checkliste für ein kompliziertes Airwaymanagement. (Waeschle et al., 2015)

4.4 Critical incident reporting system - CIRS

Das CIRS ist ein Tool zur anonymisierten Erfassung und Analyse kritischer Ereignisse (Rall & Oberfrank, 2013). „Ungünstige Arbeitskonditionen, schädliche Begleitfaktoren oder optimierbare Prozesse [...], die ein Gefahrenpotenzial besitzen" (Rall & Oberfrank, 2013, S. 208) können ebenfalls erfasst werden. Fälle, bei welchen es zu Patientenschäden kommt, welche Arzneimittel betreffen oder Medizinprodukte sind unabhängig von CIRS an die entsprechenden Meldesysteme zu übermitteln. Das CIR - System analysiert verborgene Strukturen und Prozesse. Ziel des CIRS ist es, „aus [den] kritischen Ereignissen zu lernen" (Rall & Oberfrank, 2013, S. 209). Risikofaktoren sollen hiermit erkannt und Zwischenfälle systematisch vermieden werden. Durch Sicherheitsstandards ist eine Rückverfolgung auf den Meldenden als Person nicht möglich. Die Deidentifikation der Meldung hat oberste Priorität. Einige CIRS speichern ihre Daten in Hochsicherheitsrechenzentren um unbefugten Zugriff zu unterbinden. (Rall & Oberfrank, 2013)

Die Bearbeitung einer CIRS Meldung lässt sich in drei Phasen einteilen (Rall & Oberfrank, 2013):

Phase 1: Falleingang, Anonymisierung und erste Aufarbeitung des Falls.

Phase 2: Interdisziplinäre Analyse des Falls sowie anschließende Maßnahmenplanung. Vor-Ort tätige Mitarbeiter werden aktiv in den Prozess eingebunden.

Phase 3: Maßnahmenumsetzung und -überwachung, Wirksamkeitsnachweis (gefordert von DIN-ISO)

Um von anderen lernen zu können, soll auf allen Ebenen ein Austausch mit anderen Systemen erfolgen. Dies gilt insbesondere für Maßnahmemöglichkeiten. (Rall & Oberfrank, 2013)

5 Diskussion

Die systematische Literaturrecherche zur Forschungsfrage „Wie kann man Fehler, welche durch Human Factors begründet sind, minimieren und so die Patientensicherheit verbessern?", zeigt verschiedene Maßnahmen auf.

Zur Vermeidung von Fehlern durch Human Factors sind die Anwendung von Crew Ressource Management (CRM), Simulationstrainings, Checklisten sowie Critical incident reporting systems (CIRS) geeignet. Diese Konzepte beeinflussen direkt die Fehler, welche ihre Ursache in den „Human Factors" haben. (Waeschle et al., 2015)

5.1 Gegenüberstellung der Maßnahmen

CRM und Simulationstraining:

Die Prinzipien des CRM ermöglichen eine „höhere[...] Prozesssicherheit und eine gelebte[...] Sicherheitskultur" (Koppenberg, Henninger, Gausmann, & Rall, 2011, S.251). Die CRM Leitsätze nach Rall und Gaba bewirken eine Sensibilisierung jedes einzelnen Teammitgliedes bezüglich möglicher Gefahren und Fehler. Das der Behandler die größte Gefahrenquelle ist, muss von jedem einzelnen Teammitglied erstmal akzeptiert werden. (Koppenberg et al., 2011)

Das Trainieren und Aneignen der CRM - Grundsätze wird mit Hilfe von Simulationstrainings erreicht (Koppenberg et al., 2011; Rall et al., 2013). Die Effektivität dieser Trainings wurde bereits in zahlreichen Studien für verschiedene Fachbereiche der Akutmedizin nachgewiesen. Studien für den Rettungsdienst exsistieren allerdings noch keine. (Rall, 2012)

Für den Erfolg des Simulationstrainings sind speziell qualifizierte Instruktoren besonders wichtig. Diese benötigen ein breites Wissen aus dem Sektor der Akutmedizin und den Human Factors. Sie sollen in der Lage sein, Fehlerquellen in den Szenarien zu erkennen und diese zu analysieren. Der Instruktor soll das selbstreflektive Lernen des Teilnehmers im Debriefing fördern. Hierdurch werden tiefe, breite Lerneffekte (double loop learning), welche über das eigentliche Simulationsszenario hinausgehen, ermöglicht. (Rall et al., 2013)

Ein Simulations- oder Teamtraining mit Fokus auf Human Factors und CRM darf nicht nur einmalig durchgeführt werden. Regelmäßige Wiederholungen nehmen hierbei einen hohen Stellenwert ein. Es sollte mindestens einmal pro Jahr ein Simulationstraining durchgeführt werden. Intervalle, welche darüber hinausgehen sind nicht begründbar sondern lediglich ökonomische Kompromisse. (Rall et al., 2013; Rall, 2012)

„Simulation ist nicht gleich Simulation" (Rall, 2012, S. 200). Die Art und Weise, wie das Training durchgeführt wird, hat entscheidenden Einfluss auf den Effekt der verbesserten Patientensicherheit. Es wirkt sich bspw. nachteilig aus, wenn das Training nicht im gesamten Team durchgeführt wird. Im Debriefing des Szenarios ist darauf zu achten, nicht nur zu bearbeiten, „Was falsch gemacht wurde" und wie man es hätte „richtig machen" sollen. Hierbei wird lediglich die single loop learning Methode genutzt und nicht die Ursache, also das „Warum" , hinterfragt (double loop learning). (Rall, 2012)

Ein weiterer Aspekt, der die Effektivität der Maßnahme „Simulationstraining" beeinflusst ist die Relevanz des Szenarios für die Teilnehmer. Hiermit ist gemeint, dass das Szenario und die Arbeitsumgebung für das agierende Team plausibel ist und auf die realen Probleme zugeschnitten wurde. Treten hier Unklarheiten oder Diskrepanzen auf, so wird das komplette Training vom Teilnehmer als „irrelevant" empfunden. Hierbei ist es wichtig, die Zielgruppe des Trainings zu beachten. In einem Training, welches von einem erfahrenen Team absolviert wird, müssen Verletzungsmuster nicht unbedingt realitätsnah geschminkt werden. Erfahrene Teams sind in der Lage, Verletzungsmuster oder das Aussehen eines Patienten mit Luftnot aus ihren realen Erlebnissen zu reproduzieren und können sich diese genau vorstellen. Die genaue Beschreibung reicht häufig aus, um ein realitätsnahes Gefühl zu erreichen. (Rall, 2012)

Grundsätzlich ist ein effektives Simulationstraining mit Fokus auf CRM durch ein Gesamtziel gekennzeichnet (Rall, 2012). Rall (2012) definiert das Gesamtziel für ein solches Training: „Der Teilnehmer kann kritische Ereignisse, Zwischenfälle und Komplikationen verhindern oder effektiver Behandeln (S. 202)." Um dieses Gesamtziel zu erreichen ist eine Vielzahl von Aspekten zu beachten:

- Es müssen Feinziele definiert werden (z.B.: „Lernen allgemeiner Grundsätze zum Lösen komplizierter Probleme, zur dynamischen Entscheidungsfindung, des Ressourcen-managements (CRM) und des Verhaltens im Team (Rall, 2012, S. 202)").

- Das Simulator – Setting muss realistisch sein und jedem Training folgt ein fundiertes Debriefing.
- Die Instruktoren sind speziell für die Durchführung von Simulationstrainings geschult.
- Das Training hat ein niedriges Teilnehmer – Ausbilder – Verhältnis.
- Die Ausbildung dauert zwischen 4 – 8 h.
- Es erfolgt eine konstruktive Kritik in den Debriefings. Die Teilnehmer analysieren ihr Verhalten und können sich mit anderen Teilnehmern austauschen.

(Rall, 2012)

Simulationstrainings in der Notfallmedizin und die damit verbundene Entstehung einer Sicherheitskultur sind ein absolutes muss. Unter einer Sicherheitskultur versteht man das Vorhandensein eines gemeinsamen Wissens-, Werte- und Symbolvorrates. In Bezug auf die Patientenversorgung stellt die Sicherheit, neben dem Vermitteln von Wissen, einen Wert für sich dar. Die Trainings dürfen somit keineswegs als „nice to have" angesehen werden. (Koppenberg, Henninger, Gausmann, & Rall, 2011)

Checklisten:

Der Einsatz von Checklisten stellt eine weitere Möglichkeit zur „Kompensation limitierter, menschlicher Informationsverarbeitung" (Waeschle et al., 2015, § 7) dar. Mehrere Studien haben positive Effekte der Nutzung von Checklisten in Bezug auf die Minimierung von Zwischenfällen mit technischen Medizinprodukten oder Medikamentenverwechslungen nachgewiesen. Sie fördern zudem die Kommunikation im Team. Dies trägt ebenfalls zur Fehlervermeidung bei. Bei der Entwicklung von Checklisten sollten die Anwender mitwirken dürfen. Wichtig ist ebenfalls die aktive Einbeziehung der Anwender bei Weiterentwicklungen. Es resultiert daraus eine umfassende Akzeptanz der Checklisten. Dies wirkt sich nicht nur positiv auf das Team aus, sondern auch auf die Patientensicherheit. Die Einführung und Nutzung von Checklisten, oder in ihrer Weiterentwicklungsform, Standardarbeitsanweisungen, wird bereits seit 2010 in der Helsinki – Erklärung zur Patientensicherheit gefordert. (Waeschle et al., 2015)

CIRS – Critical incident reporting system:

Critical incident reporting systems (CIRS) zeigen durch ihre tiefgreifende Fehleranalyse unsichtbare Systemfehler auf. Sie wirken sich systematisch und nachhaltig Präventiv auf die Erhöhung der Patientensicherheit aus. CIRS sind allerdings erst dann erfolgreich, wenn eine optimale Melde- und Prozessumgebung geschafffen wurde. Demzufolge liegt der Anonymisierung der eingegebenen Daten ein besonderer Stellenwert zu Grunde. Ist die Anonymisierung ungenügend, so erfährt man selten die „ganze Wahrheit". (Rall, Schaedle, Zieger, Naef, & Weinlich, 2002)

Es ist wichtig, dass alle nötigen Rahmenbedingungen geklärt sind. Dazu zählen: Bearbeiter der Meldungen, In welchem Rahmen werden die gemeldeten Ereignisse besprochen?, Wer ist Entscheidungsträger?, Ist ein Budget zur Verbesserung des CIRS vorhanden? oder Wie werden Mitarbeiter in die Planung von Verbesserungen eingebunden?. (Rall & Oberfrank, 2013)

Um die Funktionstüchtigkeit des CIRS auszubauen ist es wichtig zu hinterfragen, „Warum" etwas geschehen ist. Dies dient der Ursachenanalyse und der Unterbrechung der Fehlerkette. (Rall & Oberfrank, 2013) Rall & Oberfrank geben hier den Richtsatz „Melden Sie alles, was Sie gerne vorher gewusst hätten!" (S. 210). Positive Ereignisse sind ebenso meldenswert. Eine erfolgreiche Abwendung eines möglichen Patientenschadens oder Ideen zur Thematik der Patientensicherheit tragen ebenfalls zur Erhöhung der Sicherheitskultur bei. (Rall & Oberfrank, 2013)

Der Kern des CIRS ist jeder meldende Mitarbeiter. Es ist wesentlich, die Motivation der Mitarbeiter zum Melden kritischer Ereignisse aufrecht und fortwährend zu erhalten. Ein Risiko birgt die Meldung von Ereignissen ohne nachfolgende Verbesserungen über einen längerenn Zeitraum. Dies führt zur Frustration und somit zum Vertrauensverlust der Mitarbeiter in das System.

Ein weiterer Risikofaktor sind Schnellschüsse bei Verbesserungsmaßnahmen. Es ist essentiell nach Fehlerursachen und deren Begleitfaktoren zu suchen. Dies ist Voraussetzung für eine nachhaltige Verbesserung der Patientensicherheit. (Rall & Oberfrank, 2013)

„Erst die Diagnose, dann die Therapie" (Rall & Oberfrank, 2013, S. 211). Dies gilt nicht nur in der Medizin, sondern auch für das Management von Zwischenfällen mittels CIRS (Rall & Oberfrank, 2013).

5.2 Grundsätze für die Effektivität der Maßnahmen

Die Literaturarbeit zeigt auf, dass für die Effektivität der Maßnahmen zur Verbesserung der Patientensicherheit von einem Hauptfaktor Abstand zu nehmen ist. Dies ist die negative Schuldkultur, auch „culture of blame" genannt. Im Mittelpunkt der Analyse der Ursachen für Fehler darf nicht die Frage „Wer hat Schuld?" stehen. Im Mittelpunkt muss die Frage nach dem „Warum ist etwas geschehen?" stehen. Des Weiteren muss jeder Behandler anerkennen, dass er die Hauptfehlerquelle für die Entstehung kritischer Ereignisse ist. (Rall et al.,2002; Rall et al., 2007; Koppenberg et al., 2011; Rall & Oberfrank, 2013;)

Die Umsetzung von modernen Maßnahmen zur Verbesserung der Patientensicherheit darf nicht an fehlendem Personal, Kostendruck sowie Geld scheitern. (Rall, 2012)

Das Bewusstsein darüber, dass es der Optimierung im Bereich „Human Factors" bedarf ist die Grundlage für die Ausbildung einer proaktiven Sicherheitskultur. (Rall & Lackner, 2010)

5.3 Auffälligkeiten der Literaturarbeit und neue Forschungsfragen

Die Literaturarbeit zeigt deutlich den Handlungsbedarf zur Erhöhung der Patientensicherheit im Bereich der Notfallmedizin auf. Es existiert eine hohe Anzahl an Fachliteratur zu diesem Themengebiet. Die Herausforderung bestand darin, aus den Querschnittsbereichen der Akutmedizin Maßnahmen herauszufiltern, welche auf den Rettungsdienst Anwendung finden.

Auffällig während der systematischen Literaturrecherche ist, dass vor allem im Zusammenhang mit der Thematik „Patientensicherheit" der Autor Dr. med. Marcus Rall in einer Vielzahl der Publikationen auftaucht.

Überblickt man die Quellen, so ist festzustellen, dass die Thematik der Patientensicherheit ab dem Jahr 2000 zunehmend Beachtung fand. Ein

Erklärungsansatz hierfür ist die Veröffentlichung des Reports *„To err is human"* im Ende 1999 in den USA *(Schrappe, 2018)*.

Aufbauend auf dieser Literaturarbeit werden weitere Forschungsfragen abgeleitet:

1. Wie lassen sich CRM, Simulationstraining, Checklisten und CIRS im deutschen Rettungsdienst nachhaltig implementieren?
2. Welchen Einfluss hat das Patientenrechtegesetz auf die Umsetzung einer flächendeckenden Ausbildung in CRM und Human Factors im deutschen Rettungsdienst?
3. Wie effektiv ist CIRS zur Verbesserung der Patientensicherheit im deutschen Rettungsdienst unter günstigen Rahmenbedingungen?
4. In welchem Umfang steigert sich die Patientensicherheit durch CRM-Trainings im Rettungsdienst? Ist dieser messbar?
5. Ist die „culture of blame" im Jahr 2019 immernoch ein vorherrschendes Problem der Akutmedizin?

6 Fazit

Im Rettungsdienst muss ein Wandel des Sicherheitsdenkens stattfinden (Koppenberg et al., 2011). Die aktuelle Grundeinstellung von „Wenn etwas nicht sicher falsch ist, dann wird es stimmen" (Koppenberg et al., 2011, S. 253) muss sich verändern zu „Wenn es nicht mit Sicherheit richtig ist, dann muss es bis zur Klärung als falsch betrachtet werden" (Koppenberg et al., 2011, S. 253). Eine konsequente und flächendeckende Durchführung von Simulationstrainings mit Fokus auf CRM und Human Factors ist unerlässlich. Sie dienen maßgeblich der Erhöhung der Patientensicherheit. (Rall et al., 2002) Schulungen in diesen Bereichen gehören nicht ans Ende der Ausbildung, sondern müssen von Anfang an kontinuierlich implementiert werden (Rall & Lackner, 2010)

Literaturverzeichnis

APS, A. (2018). Vorwort des Aktionsbündnisses Patientensicherheit e.V. (APS). In M. Schrappe, *APS Weißbuch Patientensicherheit* (S. XVII). Berlin: MWV Medizinisch Wissenschaftliche Verlagsgesellschaft.

Bundesärztekammer. (02. November 1992). *Bundesärztekammer.* Abgerufen am 06. Februar 2019 von https://www.bundesaerztekammer.de/fileadmin/user_upload/downloads/BAEK_Stellungnahme_Rettungsassistenten.pdf

Bundesärztekammer. (kein Datum). *Bundesärztekammer.* Abgerufen am 04. Februar 2019 von https://www.bundesaerztekammer.de/aerzte/versorgung/notfallmedizin/notarzt/

Hagemann, V. (2016). High Responsibility Teamarbeit in Hochrisikobereichen - Verantwortung mit Risiko? In V. Hagemann, A. Hackstein, V. Hagemann, F. von Kaufmann, & H. Regener (Hrsg.), *Handbuch Simulation* (S. 56-59). Edewecht: Stumpf + Kossendey.

Koppenberg, J., Henninger, M., Gausmann, P., & Rall, M. (2011). Patientensicherheit im Rettungsdienst: Welchen Beitrag können CRM und Teamarbeit leisten? *Der Notarzt*(27), S. 249-254.

Pluntke, S. (2017). *Der Praxisanleiter im Rettungsdienst.* Berlin: Springer.

Rall, M. (2012). Simulation in der notärztlichen Weiterbildung - "Was bringt´s für wen?". *Notfall und Rettungsmedizin*(15), S. 198-206.

Rall, M., & Lackner, C. (2010). Crisis Resource Management (CRM) - Der Faktor Mensch in der Akutmedizin. *Notfall + Rettungsmedizin*, S. 349-356. doi:10.1007/s10049-009-1271-5

Rall, M., & Oberfrank, S. (2013). "Critical incident reporting systems" - Erhöhung der Patientensicherheit. *Z Herz-, Thorax- und Gefäßchirurgie*(27), S. 206-212.

Rall, M., Dieckmann, P., & Stricke, E. (2007). Erhöhung der Patientensicherheit durch effektive Incident-Reporting-Systeme am Beispiel von PaSIS. In J. Ennker, D. Pietrowski, & P. Kleine, *Risikomanagement in der operativen Medizin* (S. 122-124). Darmstadt: Steinkopff.

Rall, M., Koppenberg, J., & Henninger, M. (2013). Simulationstraining zur Verbesserung der Teamarbeit und Erhöhung der Patientensicherheit. In H. Moecke, H. Marung, & S. Oppermann (Hrsg.), *Praxishandbuch Qualitäts- und Risikomanagement im Rettungsdienst* (S. 159-165). Berlin: MWV Medizinisch Wissenschaftliche Verlagsgesellschaft.

Rall, M., Koppenberg, J., Hellmann, L., & Henninger, M. (2013). Crew Resource Management (CRM) und Human Factors. In H. Moecke, H. Marung, & S. Oppermann (Hrsg.), *Praxishandbuch Qualitäts- und Risikomanagement im Rettungsdienst* (S. 149-157). Berlin: MWV Medizinisch Wissenschaftliche Verlagsgesellschaft.

Rall, M., Schaedle, B., Zieger, J., Naef, W., & Weinlich, M. (2002). Neue Trainingsformen und Erhöhung der Patientensicherheit - Sicherheitskultur und integrierte Konzepte. *Der Unfallchirurg*(105), S. 1033-1042.

Regener, H., & Hackstein, A. (2016). Simulation - Was ist das überhaupt? In *Handbuch Simulation* (S. 18-32). Edewecht: Stumpf + Kossendey.

Rohe, J., Beyer, M., & Gerlach, F. (2005). Aspekte zu Risiken aus der Sicht der Health Professionals. In E. Holzer, C. Thomeczek, E. Hauke, D. Conen, & M.-A. Hochreutener (Hrsg.), *Patientensicherheit - Leitfaden für den Umgang mit Risiken im Gesundheitswesen* (S. 14-16). Wien: Facultas.

Schrappe, M. (2018). *APS - Weißbuch Patientensicherheit*. Berlin: MWV Medizinisch Wissenschaftliche Verlagsgesellschaft.

Statistisches Bundesamt (Destatis). (2017). *Personal - Fachserie 12 Reihe 7.3.1 - 2015*. Wiesbaden.

Waeschle, R., Bauer, M., & Schmidt, C. (2015). Fehler in der Medizin - Ursachen, Auswirkungen und Maßnahmen zur Verbesserung der Patientensicherheit. *Der Anaesthesist*. doi:10.1007/s00101-015-0052-4

Ziegenfuß, T. (2017). *Notfallmedizin*. Berlin/Heidelberg: Springer.

Zimmer, M., Waßmer, R., Oberndörfer, D., Wilken, V., Latasch, L., & Byhahn, C. (24. Januar 2014). Patientensicherheit aus Sicht der Rettungsassistenten - Erfahrungen, Erwartungen und Selbstverständnis. *Notfall + Rettungsmedizin*, S. 17-20.

BEI GRIN MACHT SICH IHR WISSEN BEZAHLT

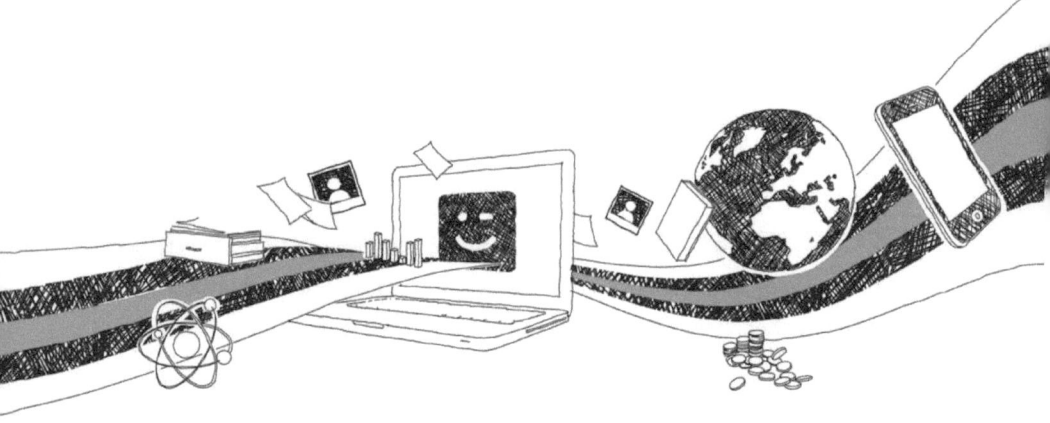

- Wir veröffentlichen Ihre Hausarbeit, Bachelor- und Masterarbeit

- Ihr eigenes eBook und Buch - weltweit in allen wichtigen Shops

- Verdienen Sie an jedem Verkauf

Jetzt bei www.GRIN.com hochladen und kostenlos publizieren

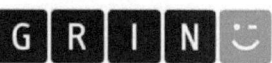